CONTRIBUTION A L'ÉTUDE

DE

LA TARSECTOMIE

DANS

LE PIED BOT PARALYTIQUE

DE L'ADULTE

PAR

Le Dᴿ G. GASSELIN

ANCIEN EXTERNE DES HÔPITAUX DE PARIS
EX-INTERNE DES ASILES D'ALIÉNÉS DE LA SEINE

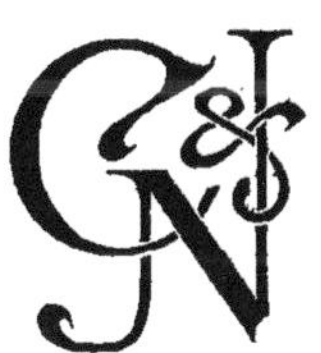

PARIS

GEORGES CARRÉ ET C. NAUD, ÉDITEURS
3, RUE RACINE, 3

—

1899

CONTRIBUTION A L'ÉTUDE

DE

LA TARSECTOMIE

DANS

LE PIED BOT PARALYTIQUE

DE L'ADULTE

PAR

Le Dr G. GASSELIN

ANCIEN EXTERNE DES HÔPITAUX DE PARIS
EX-INTERNE DES ASILES D'ALIÉNÉS DE LA SEINE

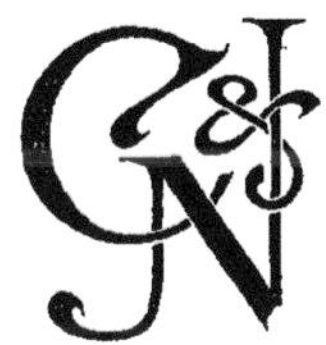

PARIS

GEORGES CARRÉ ET C. NAUD, ÉDITEURS
3, RUE RACINE, 3

—

1899

A LA MÉMOIRE DE MON PÈRE

A MA MÈRE

A MES PARENTS

A MES AMIS

A MES MAITRES

A MON PRÉSIDENT DE THÈSE

M. LE PROFESSEUR PAUL BERGER

CHIRURGIEN DE LA PITIÉ

MEMBRE DE L'ACADÉMIE DE MÉDECINE

AVANT-PROPOS

Le traitement chirurgical du pied bot est une question
dont l'intérêt est loin d'être encore épuisé : bien des procédés ont été proposés pour guérir cette fâcheuse infirmité,
mais les chirurgiens ne sont pas encore près de s'entendre
sur celui qui doit les supplanter tous ; cette divergence
de vue s'explique, cependant, si l'on veut bien admettre
que les types si disparates que présente cette difformité
ne sauraient être tous justiciables d'un même mode de
traitement.

Ayant eu l'occasion d'assister à quelques opérations
de tarsectomie dans le service de M. Championnière et
dans celui de M. Richelot, nous avons été si vivement
frappé des beaux résultats obtenus par le *désossement du
tarse*, que le désir nous est venu de consacrer notre thèse
inaugurale à l'étude de cette intéressante question de thérapeutique chirurgicale.

Mais le sujet nous ayant paru trop vaste pour être traité
en une seule fois, nous avons estimé plus sage de nous
borner à l'étude d'un seul groupe de faits : dans ce qui va
suivre, nous n'aurons donc en vue que *la tarsectomie
appliquée au traitement du pied bot paralytique de l'adulte.*

A l'appui de notre manière de voir, nous rapportons

trois observations de malades affligés de pieds bots paralytiques graves et opérées par notre ami le Dr BAROZZI, sur les conseils et sous la direction de son chef de service, M. le Dr RICHELOT.

Mais avant de passer à la relation des faits que nous avons observés et de formuler les conclusions qui s'en dégagent, il nous a paru utile de jeter un coup d'œil d'ensemble sur l'histoire des pieds bots paralytiques, en rappelant brièvement les notions actuellement admises sur la pathogénie, l'anatomie pathologique de cette difformité, ainsi que sur les différentes variétés de tarsectomie qui ont été proposées pour guérir ou pour améliorer cette affection.

Toutefois, avant d'entrer encore dans cette étude, qu'il nous soit permis d'adresser nos sincères remerciements à ceux qui ont été pour nous des maîtres bienveillants et dévoués pendant le cours de nos études médicales.

Nous adresserons tout d'abord à la mémoire du regretté Pr BALL un respectueux souvenir de gratitude ; le premier, en effet, il nous accueillit comme bénévole, puis comme stagiaire, dans son service de médecine de Laënnec, où il nous enseigna les préliminaires de l'observation et de l'examen des malades ; ce serait de l'ingratitude de notre part si nous l'oubliions.

M. le Dr POLAILLON fut le premier chirurgien que nous vîmes opérer ; il nous a appris dans son service de chirurgie de la Pitié à pratiquer l'antisepsie Listérienne ; qu'il veuille agréer ici l'expression de notre gratitude et nos sincères remerciements.

MM les D^{rs} CH. FERNET et MILLARD, dont nous fûmes le stagiaire, ont toujours été pour nous des maîtres pleins de sollicitude et de bienveillance; nous leur offrons nos respectueux remerciements.

Nous avons passé un an comme externe à la Maison Dubois, dans le service de M. le Dr Lécorché; nous lui exprimons ici nos sentiments de reconnaissance en le remerciant de sa bienveillance à notre égard.

Notre seconde année d'externat se passa auprès de M. Gougenheim; nous le prions d'agréer nos sincères remerciements.

M. le Pr Pinard, à la clinique Baudelocque, nous a appris en un mois de stage réglementaire bien court, ce que nous savons en pratique obstétricale ; nous le remercions et lui sommes sincèrement reconnaissant.

Nous devons à M. le Dr Legrain ce que nous savons en pathologie mentale ; en le remerciant de sa bienveillance, nous le prions d'accepter, à titre tout particulier, nos sentiments de reconnaissance et de gratitude.

Nous n'avons pas eu l'honneur d'être particulièrement l'élève de MM. Championnière et Richelet; nous les remercions toutefois, car, comme nous l'avons dit, c'est en suivant quelquefois leur visite que nous est venue l'idée d'entreprendre ce travail.

Nous remercions aussi notre ami le Dr Barozzi qui a eu l'amabilité de nous communiquer les trois observations qui figurent plus loin, et nous a obligeamment fourni à ce sujet tous les renseignements dont nous avions besoin.

M. le Pr Paul Berger nous a fait un grand honneur en acceptant la présidence de notre thèse, nous le prions d'accepter nos remerciements et l'hommage de notre respectueuse reconnaissance.

APERÇU HISTORIQUE

C'est à LITTLE que l'on doit la première intervention osseuse sur le tarse appliquée à la cure radicale du pied bot ; c'est, du moins, lui, qui, en 1854, à la suite de recherches anatomo-pathologiques, conseilla à SOLLY de pratiquer l'ablation du cuboïde pour essayer de guérir un malade atteint de cette difformité. L'opération réussit parfaitement, mais elle n'eut aucun retentissement dans le monde médical.

Quelques années plus tard, en 1866, OTTO WEBER (de Heidelberg) perdit d'infection un malade auquel il avait fait une résection cunéiforme du tarse antérieur.

En 1872, R. DAVY (1) enleva trois fois le cuboïde avec succès, puis ce fut DAVIES COLLEY qui, en 1876, répéta l'opération imaginée par Otto Weber.

Vers la même époque, LUND (2) pratiqua, pour la première fois, l'extirpation de l'astragale.

____

(1) *Brit. med. Journal*, 1876, t. I, p. 533.
(2) *Brit. med. Journal*, 1878, t. II, p. 280.

A partir de 1878, ces tentatives se multiplient, grâce surtout à l'impunité conférée par l'avènement de la méthode antiseptique.

En France, toutes ces interventions osseuses sont, au début, assez mal accueillies. THORENS (1), J. GUÉRIN (2), GOSSELIN (3) les rejettent, tandis que POINSOT (4) et OLLIER (5), encouragés par les tentatives des chirurgiens anglais, se hasardent à faire les premières *tarsectomies antérieures*. CHAUVEL, lui, préfère de beaucoup recourir franchement à la résection tibio-tarsienne (6).

En somme, ce n'est qu'en 1883, à la suite du rapport présenté par BOECKEL (7) à la Société de Chirurgie de Paris. que la tarsectomie devient l'objet de l'attention générale. Dès lors, les interventions se succèdent, les procédés se perfectionnent ; mais il faut arriver jusqu'en 1889 et 1890 pour assister aux modifications les plus importantes de de cette opération, modifications dues à l'initiative de Ch. NÉLATON (8), de GROSS et de LUCAS-CHAMPIONNIÈRE (10): la tarsectomie est devenue une opération éminemment française.

-----

(1) *Thèse*, Paris, 1873.
(2) *Bull. Acad. de méd.*, 7 décembre 1880.
(3) *Ibidem*.
(4) *Soc. chir.*, 1880 p. 655.
(5) *Lyon méd.*, 1881, p. 449.
(6) *Arch. gén. de méd.*, avril 1881.
(7) *Soc. de chir.*, 1883, p. 333.
(8) *Arch. gén. de méd.*, 1890, et *Soc. de chir.*, 1890.
(9) Congrès de chirurgie de 1887.
(10) *Soc. de chir.*, 1890 ; *Journ. de méd. et de chir. prat.*, 1893 ; *Acad. de méd.*, 1894.

Il importe de faire remarquer ici que la plupart de ces opérations s'adressaient au pied bot varus congénital, et, bien qu'un grand nombre de chirurgiens n'aient pas hésité à traiter par la tarsectomie les sujets affligés de pieds bots accidentels, on doit à la vérité de reconnaître que M. Champ- pionnière a été, sinon le premier, du moins un de ceux qui ont le plus contribué à appliquer la tarsectomie dite *large* à des malades appartenant à cette dernière catégorie.

ÉTIOLOGIE. — PATHOGÉNIE

Avant d'aller plus loin dans l'étude de notre sujet, il nous paraît indispensable d'entrer dans quelques détails touchant le mécanisme qui préside à l'installation du pied bot paralytique.

La paralysie d'un ou de plusieurs groupes musculaires de la jambe, par lésion du système nerveux central, est, sans contredit, la cause la plus fréquente des pieds bots équins ou accidentels ; d'après ADAMS, les 4/5 de ces pieds bots seraient des pieds bots paralytiques dus, presque toujours, à des désordres moteurs se manifestant au décours *de la paralysie spinale infantile.*

Mais, disons tout de suite que cette difformité peut aussi s'établir à la suite d'une *lésion traumatique* de la moelle, et, parfois même, succéder à des altérations siégeant sur les *nerfs périphériques* ; c'est ainsi que BLANDIN a signalé un cas de pied varus dû à une contusion du nerf sciatique poplité externe ; de même, MORISSON a rapporté un exemple analogue consécutif à une lésion du nerf tibial antérieur. Enfin, chez notre malade de l'observation II, la difformité des pieds s'était établie à la suite d'une paraplégie des membranes inférieures due, elle-même, à une fracture de la région sacro-lombaire.

La jeune fille de l'observation I avait eu, à l'âge de 18 mois, une poliomyélite aiguë qui laissa, à sa suite, une difformité des deux pieds en varus équin, une rétraction permanente des deux genoux en demi-flexion, une main de singe et un déboîtement permanent de l'articulation scapulo-humérale par paralysie atrophique à peu près complète du deltoïde.

Quant à notre jeune homme de l'observation III, porteur d'un pied équin pur avec arrêt de développement de toute la jambe du même côté, il aurait vu ces accidents se développer à la suite d'une forte rougeole (?) survenue à l'âge de 7 ans.

Par quel mécanisme le pied bot arrive-t-il à se constituer ? L'explication en est fort simple. Prenons pour exemple un malade atteint de paralysie infantile et se trouvant à la période paralytique de son affection. Quelques-uns des muscles d'un membre inférieur étant fonctionnellement perdus, l'équilibre musculaire de ce membre se trouvera, du même coup, rompu ; les muscles sains, obéissant à leur puissance tonique, se raccourciront et entraîneront le pied dans leurs sens ; il se produira un « véritable strabisme du pied » comme dit avec raison BOUVIER. Plus tard, cette contraction devenant physiologiquement inutile, la structure de ces muscles s'altérera, le tonus finira par être remplacé par la contracture qui, à son tour, ne tardera pas à devenir de la rétraction. A la longue, cette perte d'équilibre musculaire provoquera, du côté du squelette du pied, des modifications importantes ; les sur-

faces articulaires cesseront de se correspondre ; il se produira des subluxations et des luxations ; les cartilages se
modifieront, les ligaments s'atrophieront ; en un mot, le
pied bot subira, avec le temps, des déformations comparables à celles du pied bot congénital, mais moins accentuées en général (1).

Dans le pied paralytique comme dans le pied bot
congénital, ces lésions squelettiques sont aussi un grand
obstacle à la réduction ; nous croyons donc que, dans
cette affection, l'irréductibilité tient non seulement aux
parties molles rétractées (muscles, tendons, ligaments,
aponévroses) mais encore aux os déformés : c'est ce qui
explique pourquoi on rencontre des pieds bots paralytiques que la section des parties molles rétractées est complètement insuffisante à corriger, et dans lesquels l'intervention osseuse est seule capable de fournir un résultat
réellement satisfaisant.

Quant aux groupes musculaires les plus souvent tou-
chés par la paralysie, les auteurs les rangent dans l'ordre
suivant : muscles antéro-externes, péroniers, extenseur
commun des orteils, jambier antérieur ; les muscles du
groupe postéro-interne sont bien plus rarement pris ;
l'extenseur propre des gros orteils est ordinairement
respecté.

Rien de plus variable que le laps de temps qui s'écoule
entre la maladie causale et l'apparition de la difformité ; il
est donc très difficile de le déterminer avec quelque pré-

____

(1) Voy. BRUNSWIC. *Thèse*, Paris, 1895.

cision : « Il ne semble pas y avoir de règle à cet égard, nous dit **M. Schwartz** (1) ; tel enfant présentera un pied bot irréductible dès le 6ᵉ ou 7ᵉ mois, tandis qu'un autre aura un pied que les machines pourront encore facilement redresser après le même intervalle de temps. »

En ce qui concerne nos observations personnelles, la seule malade sur laquelle nous ayons pu obtenir des renseignements précis est celle de l'observation II. Chez elle, la difformité s'était installée définitive, dès le 5ᵉ mois de sa paraplégie ; elle était absolument irréductible même dans l'état de résolution chloroformique la plus complète.

(1) Schwartz. *Thèse,* 1883, p. 96.

ESQUISSE ANATOMO-PATHOLOGIQUE

Les lésions anatomiques qui caractérisent le pied bot paralytique varient beaucoup avec l'âge de la maladie.

Nous allons passer en revue les altérations du *squelette* et celles des *parties molles* : muscles, tendons, ligaments, aponévroses, etc.

Modifications osseuses.

Les altérations les plus nettes, les plus typiques s'observent surtout au niveau de l'*astragale* et du *calcanéum*, mais elles sont très variables suivant que l'on se trouve en présence de cas récents ou de cas anciens.

Chez les malades frappés depuis peu de temps, l'*astragale* est simplement *subluxée* en avant sur les os de la mortaise tibiale ; cette subluxation est très peu prononcée, et la flexion de l'articulation peut amener le pied jusqu'à angle droit avec la jambe.

Lorsque le pied équin date de très longtemps et qu'il est *fixé* dans son attitude, on y constate des changements anatomiques beaucoup plus importants : l'astragale s'est en grande partie échappé de la mortaise tibio-péronière ;

sa portion antérieure *s'élargit* progressivement et *s'aplatit* de haut en bas, de sorte que, même en l'absence d'obstacles à la réduction dépendant des parties molles, il serait absolument impossible de réintégrer cet os dans sa situation normale.

Chez deux des malades dont nous rapportons ici l'observation (obs. II et obs. III), ce déplacement de l'astragale était tout à fait frappant ; dans l'observation III, l'os s'était complètement énucléé de la gouttière tibio-péronière ; avant l'opération, on le sentait presque tout entier sous la peau à l'exception d'une toute petite portion de son extrémité postérieure ; il était fortement aplati dans le sens vertical ; sa partie antérieure formait une saillie énorme, tandis que son extrémité opposée se terminait en pointe.

Quant à la malade de l'observation II, atteinte également de pied équin pur et bilatéral avec immobilité presque absolue de la jointure, ses deux astragales étaient également presque complètement sortis de la mortaise tibiale, mais les dimensions de leurs parties antérieures ne dépassaient pas de beaucoup le volume qu'elles doivent présenter normalement.

On sait que, dans les cas très anciens, surtout chez les sujets qui se sont servis de leur membre, l'équin se transforme presque toujours en *équin varus*. Il n'en est pas moins certain, cependant, que l'équin varus peut se développer d'emblée, sans avoir été précédé par l'équin pur, surtout à la suite de la paralysie spinale infantile : c'est le cas de notre malade de l'observation I, qui avait fait sa myélite à l'âge de 18 mois et qui n'a *jamais pu marcher*, ni même *s'appuyer sur ses pieds*, à cause de lésions paralytiques concomitantes dans quelques groupes musculaires de la cuisse, lésions ayant entraîné la demi flexion permanente des 2 jambes. Ici nous nous trouvions en présence de deux pieds bots accidentels, paralytiques que nous n'hésiterons pas à ranger dans la classe des *varus équins* les plus typiques (comme on pourra le voir plus loin en lisant l'observation qui s'y rapporte), mais des varus équins presque complètement fixés.

On sait que, dans l'équin varus accidentel très ancien, les modifications anatomiques du squelette se rapprochent beaucoup de celles que l'on rencontre dans le varus congénital (1). Or, quelles sont les lésions osseuses du pied bot varus *congénital* ? Nous allons les rappeler ici en ce qui concerne l'astragale, le calcanéum et le scaphoïde : ce sont les plus intéressantes.

L'*astragale* est aplati de haut en bas ; la partie antérieure de la poulie qu'il forme est élargie tandis que son bord postérieur se termine en pointe : sa facette externe très hypertrophiée forme une saillie qui vient buter contre la partie antérieure de la malléole externe, où *elle fait cale* et empêche la réduction (NÉLATON) (2) ; la tête de l'os est atrophiée : son col est dévié en bas et en dedans ; la face externe de ce col s'est allongée tandis que sa partie interne est devenue très courte.

Du côté du *calcanéum*, on constate que l'os est incurvé sur lui-même ; sa face externe fait saillie sous la peau, tandis que sa face interne tend à devenir supérieure.

---

(1) KIRMISSON, in *Traité de chirurgie de* Duplay et Reclus.
(2) CH. NÉLATON. *Bull. de la Soc. de chir.*, séance du 29 janvier 1890.

GASSËLIN.

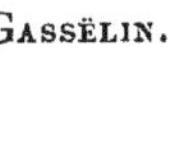
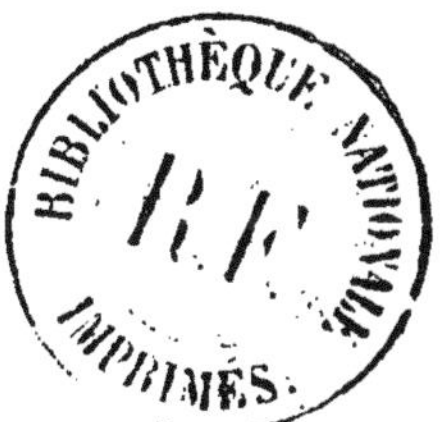

2

Le scaphoïde ne change pas de forme, pour ainsi dire, mais il est ordinairement diminué de volume et affecte une position tout à fait anormale; d'horizontal il devient presque vertical: son tubercule vient toucher la malléole interne et même s'articuler avec elle (1).

Eh bien, dans l'équin varus *accidentel*, on observe souvent des modifications osseuses presque aussi accusées que celles que l'on décrit dans le varus congénital. M. Schwartz (2) rapporte l'observation d'une jeune fille de 18 ans atteinte d'un pied équin varus paralytique, chez laquelle les lésions osseuses étaient tout à fait remarquables : déviation du col de l'astragale en dedans: aplatissement de la tête de haut en bas ; disparition, en plusieurs points, du cartilage d'encroûtement et remplacement de celui-ci par des lamelles osseuses de nouvelle formation.

M. Routier (3) a publié un exemple très curieux de pied bot traumatique dans lequel les lésions avaient une ressemblance frappante avec celles du pied congénital.

M. Hoffa (de Würzbourg) (4) déclare aussi que, dans le pied varus équin accidentel, les lésions de l'astragale finissent, à la longue, par ressembler, de tout point, à celles que l'on décrit pour le varus congénital.

MM. Championnière et Lapeyre (5) émettent la même opinion; citons aussi celle de M. A. Broca (6), qui dit

---

(1.) Schwartz. *Thèse*, 1883, p. 21.
(2) Schwartz. *Loc. cit.*, p. 47.
(3) Routier. *Thèse*, Paris, 1881.
(4) Hoffa. *Manuel d'orthop. chirurgicale*, 1894, p. 670.
(5) Lapeyre. *Thèse*, Paris, 1895, p. 61.
(6) A. Broca. *Bull. de la Soc. anat.*, 1884, p. 204.

aussi que le pied bot paralytique subit, avec le temps, des déformations comparables à celles du pied bot congénital, quoique moins accentuées. Dans un cas qu'il a disséqué avec beaucoup de soin, cet auteur a trouvé « le calcanéum très raccourci dans son ensemble ; sa face inférieure, très élargie, très excavée, se confondait avec la face interne ; mis horizontalement sur une table, le calcanéum reposait en équilibre sur son bord inféro-externe... il semble donc, en résumé, que le calcanéum ait subi une torsion autour de son axe antéro-postérieur... Le col de l'astragale était plus creusé, la tête, rejetée en dedans, avait une face articulaire qui regarde notablement en bas... »

Notre opérée de l'observation I était uue type parfait de varus équin accidentel d'emblée ; l'évidement de son tarse ayant été fait aussi complètement que possible (ablation de l'astragale, du scaphoïde, du cuboïde, des trois cunéiformes et résection du tiers antérieur du calcanéum), nous avons pu examiner à loisir les différents os provenant des deux pieds : vu par en haut, l'astragale offrait l'aspect d'une masse triangulaire dont le grand côté était tourné en avant ; l'os se terminait en pointe en arrière ; le col était tordu en bas et en dedans, la tête difficile à différencier : le cartilage d'encroûtement avait presque complètement disparu ; en somme, il y avait énucléation presque complète de l'os hors de la mortaise péronéo-tibiale.

Le scaphoïde était tout petit et fortement dévié en dedans ; le cuboïde et les cunéiformes offraient la forme de petits blocs pyramidaux dont la base serait tournée du côté de la face dorsale du pied.

Lésions des parties molles.

Ici, les désordres sont très variables comme intensité ; en général, les ligaments de la face dorsale du pied sont allongés et tiraillés ; ceux de la région plantaire se distinguent, au contraire, par leur raccourcissement et leur épaississement,

Chez la malade de l'observation I, il existait des véritables pieds creux occasionnés par la rétraction de l'aponévrose plantaire et des cloisons intermusculaires ; aux deux pieds, les orteils, fortement rapprochés les uns des autres, étaient en même temps fléchis, retournés du côté de la plante. Chez les deux autres malades (obs. II et III) toutes ces altérations étaient infiniment moins marquées.

Dans le pied bot paralytique les lésions musculaires sont constantes ; « tantôt c'est une atrophie complète des muscles antérieurs de la jambe dont il ne reste plus que quelques vestiges et les gaines, de sorte que cette face antérieure est quelquefois en forme de gouttière ; tantôt c'est une dégénérescence graisseuse ou fibro-graisseuse plus ou moins avancée : tantôt enfin, ils sont simplement allongés et comme distendus (SCHWARTZ) (1). »

Dans nos observations les désordres musculaires n'existaient pas chez tous au même dégré. Dans l'observation III (pied équin unilatéral) la musculature de la jambe atteinte (jambe droite) paraissait complètement anéantie ;

---

(1) SCHWARTZ. *Loc. cit.*, p. 45.

le membre était pour ainsi dire réduit à sa charpente sque-
lettique recouverte de lames musculaires minces fortement étirées, inertes ; c'est à peine si le malade parvenait
à imprimer quelques oscillations à son pied ; cependant,
les mouvements d'extension des orteils étaient très appréciables. Ici les accidents paralytiques remontaient à l'âge
de 7 ans, et le malade en avait 19.

Dans les cas de l'observation I, (lésions bilatérales)
les jambes étaient transformées en véritables fuseaux ;
cependant les pieds n'étaient nullement ballants, et, bien
que la difformité fût absolument irréductible (paralysie à
l'âge de 18 mois ; la jeune fille en avait alors 17), la malade parvenait cependant à imprimer des mouvements à
ses deux pieds et à ses orteils, mouvements très limités,
bien entendu.

Quant à la jeune fille de l'observation II, sa paralysie
ne datait que de 13 mois ; ici la difformité était absolument
fixée, et, bien que la musculature des jambes fût beaucoup moins compromise, du moins en apparence, que
dans les deux observations précédentes, la malade était
absolument incapable de communiquer à ses pieds et à
ses orteils la moindre impulsion. Seul le courant faradique
indiquait que les muscles des jambes, tant ceux de la
flexion que ceux de l'extension, n'étaient pas irrémédia-
blement perdus ; la même épreuve fut tentée chez les deux
autres sujets : elle fit constater l'intégrité de quelques faisceaux musculaires dans les jambes de la jeune fille (obs. I) ;
et dans celles du jeune homme (obs. III).

Disons, enfin, que, chez certains sujets, l'atrophie ne
se borne pas au système musculaire ; elle peut toucher

aussi le squelette et les autres parties molles ; dans ces cas, on assiste à un véritable arrêt de développement de tout un segment de membre ; c'est ce qu'il nous a été donné d'observer chez notre sujet de l'observation III, le membre inférieur droit était plus court de 6 centimètres que son congénère du côté sain. Ces faits ont déjà été signalés par un grand nombre d'auteurs, entre autres par M. Schwartz (1) et M. Duplay (2).

(1) Schwartz. *Loc. cit.*, p. 95.
(2) Duplay. *Clin. chir. de l'Hôtel-Dieu*, 1898, 2ᵉ série, p. 443.

INDICATIONS DE LA TARSECTOMIE

Tout le monde s'accorde aujourd'hui à considérer le pied bot paralytique invétéré de l'adulte et même celui de l'adolescent, comme uniquement justiciable d'une intervention chirurgicale portant sur le squelette.

Ce principe posé, il s'agit de déterminer la nature de l'opération que l'on doit adopter.

A ce point de vue, il importe de faire une distinction entre deux variétés de pieds bots paralytiques : le pied bot *total* ou pied bot *ballant et le pied bot fixé.*

Dans le premier cas, en effet, le pied étant inerte et obéissant passivement à tous les mouvements qu'on lui imprime, la nécessité paraît s'imposer de le fixer en bonne position de manière à permettre au malade de reposer la plante sur le sol et de marcher. Contre cette infirmité, ALBERT (de Vienne) (1) a, le premier, conseillé *l'arthrodèse tibio-tarsienne,* dans le but de transformer le membre en un pilon solide, en un « pilon vivant ».

---

(1) ALBERT. *Centralblatt für Chirurgie,* 1888, p. 716, et *Wiener med·
Presse,* 1892, p. 725.

Quelques auteurs ont, depuis, démontré que l'arthrodèse n'est pas toujours suffisante, surtout s'il s'agit d'une mortaise atrophiée, d'un astragale subluxé et déformé; Albert lui-même a fini par se convaincre de la justesse de ces critiques, ce qui l'a décidé à combiner l'athrodèse avec l'astragalectomie. LORENZ et RIED ont imité son exemple.

En France, M. A. BROCA (1), très partisan de l'arthrodèse dans le pied ballant paralytique, estime eependant que pour obtenir de bons résultats de cette opération, il est nécessaire d'agir, à la fois, sur l'articulation tibio-tarsiennne et sur l'articulation médio-tarsienne.

Dans le même but, KARERWSKI (2) a proposé de pratiquer en même temps l'arthrodèse de l'articulation sous-astragalienne.

MM. FARABEUF (3) et ROCHARD (4) pensent aussi que, dans le pied bot paralytique ballant, l'ankylose tibio-tarsienne ne suffit pas: « il faudrait, de plus, disent-ils, fixer le calcanéum ».

Voici en quels termes s'exprime M. BROCA (5) sur ce sujet : « Les observations sont venues nous démontrer la nécessité de cette double intervention; une de nos opérées du début ne présentait qu'un très léger degré de varus avec un équinisme marqué; elle subit l'arthrodèse

---

(1) BROCA. *Revue d'orthopédie*, 1894 ; *Revue d'obst. et de pédiatrie*, 1895.

(2) KAREWSKI. *Deut. med. Woch.*, 1890, n° 4.

(3) FARABEUF. *Manuel de méd. opératoire*, 1895.

(4) ROCHARD. *Revue d'orthopédie*, 1890.

(5) BROCA, in *Thèse* de BAKRADZÉ, Paris, 1898, p. 22.

tibio-tarsienne simple sans intervention sur la médio-tarsienne. Trois mois après, l'arrière-pied était resté à angle droit sur la jambe, mais, par contre, l'avant-pied était porté en dedans, enroulé sur son bord interne avec encoche, et la médio-tarsienne présentait des mouvements de latéralité très nets. Pendant la marche, le varus devenait plus manifeste encore et il fallut corriger directement cette déformation par une arthrodèse médio-tarsienne. »

Le manuel opératoire de cette double intervention a été indiqué par Mlle Bakradzé dans sa thèse (1) :

« On fait une incision longeant le bord antérieur du péroné et de la malléole externe, puis se recourbant en bas et en avant sur la face dorsale du pied, passant entre le péronier antérieur en haut et le court péronier latéral en bas. Après décollement des parties molles à la rugine et section de ligaments latéraux externes de l'articulation tarsienne, on pèse sur l'avant-pied en le tordant vigoureusement en dedans ; l'articulation baille, s'ouvre et l'astragale, déjà prêt à quitter la mortaise jambière, déjà luxé par le fait de l'équinisme et du varus, s'échappe aisément ; lorsqu'il est bien exposé, on dépouille la poulie de son cartilage à la curette tranchante ; il ne faut pas craindre d'en trop enlever et d'intéresser l'os sous-jacent ; puis on gratte la face interne de la malléole péronière, le plateau tibial et enfin la malléole tibiale.

« On passe ensuite à la médio-tarsienne, on coupe le ligament en Y et les liens supérieurs de l'articulation,

---

(1) Bakradzé. *Thèse*, Paris, 1898, p. 24.

on pèse sur les orteils en tordant de manière à bien ouvrir l'interligne qui reçoit facilement la curette tranchnate ; lorsque l'avivement est fait il n'est pas besoin de suture osseuse ou d'un chevillement ; on suture entièrement la plaie au crin ou à la soie. On fixe le pied en bonne attitude dans un plâtre, l'avant-pied en droite ligne sur l'arrière-pied et celui-ci à 90° sur la jambe. »

« L'efficacité de l'arthrodèse se manifeste ; grâce à l'ankylose qu'on obtient dans la majorité des cas, les malades marchent à plat, reposent leur plante entière sur le sol ; sans doute dans le cas particulier du pied bot ballant type, cas dans lequel l'atrophie est totale et considérable, la boiterie persiste, mais elle dépend alors non plus du pied bot corrigé, mais du raccourcissement du membre, de l'inertie des muscles, etc. (1). »

Mais comme le dit très bien M. Lapeyre (2). « Dans les pieds bots paralytiques anciens avec déformations osseuses, la tarsectomie reprend tous ses droits, et si les résultats sont médiocres par suite de l'atrophie des muscles et du membre tout entier, du moins l'opération rend au pied sa surface d'appui normal et donne une réelle amélioration. »

C'est là aussi l'opinion de M. Championnière qui a été l'inspirateur de la thèse que nous venons de citer.

Quelques auteurs ont adressé à la tarsectomie, employée contre le pied bot paralytique, les reproches sui-

---

(1) Bakradzé. *Loc. cit.*, p. 25.
(2) *Thèse*, p. 62.

vants : elle rend au pied sa forme normale, mais comme elle n'a pas d'action sur les muscles, elle risque de laisser après elle un pied inerte, ballant, sans rigidité suffisante pour soutenir le poids du corps.

Avec MM. Championnière et Lapeyre, nous n'hésitons pas à considérer ces critiques comme des assertions purement gratuites, absolument démenties par les faits ; mais *il s'agit de s'entendre et de bien spécifier que nous parlons de la tarsectomie appliquée contre le pied bot paralytique non ballant,* chez des sujets conservant encore quelques faisceaux musculaires dont l'activité, la contractilité pourra être réveillée par le massage et par l'exercice ; eh bien ! dans ces sortes de cas, les résultats de la tarsectomie large nous ont paru tout à fait remarquables : il nous suffira de citer : 1° les exemples rapportés par Lapeyre dans son intéressant travail ; 2° les faits dont nous avons été témoins dans le service de M. Championnière ; 3° enfin les observations recueillies dans le service de M. Richelot et relatives à des sujets porteurs de pieds bots paralytiques avec déformations osseuses graves (1).

Nous dirons donc, pour nous résumer, que la tarsectomie, plus ou moins largement pratiquée, suivant les indications, constitue l'opération de choix dans tous les cas de pieds bots paralytiques *fixés* ; cette intervention donnera des résultats d'autant plus satisfaisants que la musculature de la jambe malade sera moins compromise.

Dans sa thèse, inspirée par M. Broca, Mlle Bakradzé

---

(1) *Loc. cit.*, p. 42.

propose de combiner l'arthrodèse à la tarsectomie dans certains cas de pieds paralytiques fixés. « Si l'arthrodèse des deux articulations maîtresses du pied, dit-elle, ne donne pas un degré de correction suffisant, il faudra, comme dans le pied bot congénital, enlever les obstacles osseux qui gênent la réduction : l'astragale pour corriger l'équinisme ; la tête astragalienne, la grande apophyse du calcanéum, voire même tout ou partie du cuboïde pour le varus ; après l'extirpation de l'astragale, on pourra faire, si les conditions s'y prêtent, une arthrodèse tibio-calcanéenne ».

Cette manière de procéder nous paraît d'autant plus acceptable que nous l'avons vue, en partie, appliquée dans les 3 observations que nous rapportons plus loin ; les seules différences que nous tenons à signaler entre l'opération dont parle Mlle Bakradzé et celle que nous avons vu faire dans le service de M. Richelot c'est que dans ces dernières : 1° les sacrifices osseux ont été beaucoup plus considérables ; 2° la suture osseuse a eu simplement pour but de maintenir le pied opéré dans une bonne attitude, mais nullement celui de provoquer la formation d'une ankylose ; bien au contraire, le chirurgien a toujours pris soin d'éviter celle-ci par tous les moyens possibles en faisant de *la mobilisation précoce*.

VALEUR COMPARTAIVE
DES DIVERSES MÉTHODES DE TARSECTOMIE

Avec MM. Forgue et Reclus, nous allons considérer successivement :

I. — *Les tarsectomies antérieures ;*

II. — *Les tarsectomies postérieures* :

III. — *Les tarsectomies larges ou complexes.*

I. — Tarsectomies antérieures.

Bien que la tarsectomie antérieure soit, aujourd'hui, à peu près complètement abandonnée, il ne sera pas sans intérêt de jeter un coup d'œil sur les procédés qui ont été le point de départ des méthodes perfectionnées que l'on emploie depuis quelques années.

Nous avons déjà vu que l'extirpation du *cuboïde* a inauguré l'ère des interventions sur le squelette.

Si les malades opérés par Solly et par R. Davy n'ont pas tiré grand profit de la perte de leur cuboïde, nous n'avons pas lieu de nous en étonner, car nous savons que le sacrifice de cet os est incapable de corriger l'équinisme et c'est à peine s'il exerce quelque influence sur la déviation en varus. On peut en dire autant de l'ablation du *scaphoïde* seul, ou associée à celle du cuboïde (Opération de Bennett), ainsi que de la *tarsectomie antérieure cunéiforme* recommandée par Otto Weber et Davies Colley. Ces auteurs enlevaient un coin à base externe et supérieure comprenant le *cuboïde*, le *scaphoïde*, la *tête de l'astragale* et, quelquefois même, les *cunéiformes* ; la voûte plantaire s'affaissait bien, mais le tarse postérieur, siège fondamental des lésions, restait intact avec son astragale subluxé, son calcanéum en supination et la jointure tibio-tarsienne plus ou moins ankylosée ; l'énucléation du cuboïde et du scaphoïde corrigeait, à un faible degré, le varus, mais elle était impuissante contre l'équinisme, même si, sous l'influence de l'extirpation de ces deux os combinée à la résection de la tête astragalienne et aux violences de la réduction, on voyait la difformité disparaître en grande partie, la récidive ne manquait presque jamais de se produire, grâce à la bascule progressive du calcanéum, commandée par la persistance de l'équinisme et par le déplacement de la ligne de gravité du corps qui tombe en avant et en dehors du centre de cet os.

II. — Tarsectomies postérieures.

Elles peuvent être de plusieurs sortes.

Lücke et Albert se contentaient de réséquer la tête de l'astragale ; Hüter s'efforçait de corriger la difformité en taillant un coin interne dans le col de ce même os. Toutes ces méthodes sont aujourd'hui tombées dans un oubli mérité.

La première tentative sérieuse a été faite par Lund (1), qui, le premier, proposa et pratiqua l'extirpation complète de l'*astragale*, en 1878. Le résultat obtenu par ce chirurgien était médiocre, mais son procédé devait servir de point de départ à toutes les méthodes de tarsectomie postérieure que nous employons aujourd'hui ; en préconisant cette opération, Lund eut encore le mérite de montrer que c'est sur le *tarse postérieur que siègent les lésions fondamentales*.

Quelle est, aujourd'hui, la valeur curative de l'*astragalectomie* ? Tout le monde ne professe pas la même opinion sur ce sujet.

Pour MM. A. Broca (2), E. Böckel (3) et Romniceanu (4) l'ablation de l'astragale serait très suffisante pour corriger le pied bot de l'enfant, du moins dans la grande majorité des cas. Ces auteurs ont une trop grande expérience personnelle de la chirurgie infantile pour que leur opinion ne soit pas acceptable. Néanmoins, la plupart des chirurgiens, parmi lesquels nous citerons MM. Berger (5), Reclus et Forgue (6), Schwartz (7), Ollier (8), Piéchaud (9), et surtout M. Championnière, considèrent l'extirpation

---

(1) Lund. *British med. Journ.*, 24 avril 1878.

(2) Broca. *Revue d'obstét. et de pédiat.*, février 1895.

(3) Böckel. *Soc. chirur.*, 5 février 1890.

(4) Romniceanu. *Soc. chirur.*, 11 avril 1883.

(5) Berger. *Soc. chirurg.*, 1887, p. 701 et 1890, p. 51.

(6) Forgue et Reclus. *Manuel de thérap. chir.* 1898, p.

(7) Schwartz. *Thèse*, 1883, p. 196.

(8) Ollier. *Lyon méd.*, nov. 1880 ; *id.*, déc. 1883, *Acad. Sciences*, 13 mai 1889.

(9) Piéchaud. *Journal de méd. de Bordeaux*, 1889 et 1890 ; *Soc. de chir.*, 5 février 1890.

de l'astragale comme presque toujours insuffisante à amener la réduction du pied bot invétéré de *l'adolescent* ou de *l'adulte*.

En effet, la suppression de l'astragale peut corriger *l'équinisme* en diminuant la longueur du pied et en levant les obstables apportés au redressement par la partie antérieure de l'astragale plus ou moins hypertrophiée ; mais elle est presque toujours sans influence sur le *varus*, elle n'a aucune action contre la tendance du pied à l'adduction et contre l'enroulement de son bord interne ; elle laisse intact le bord externe de l'organe sur lequel il faudrait agir pour amener la pointe du pied en dehors.

« L'ablation de l'astragale, dit M. Lapeyre (1), corrige en partie la supination, mais elle corrige moins bien le varus ; si, en effet, le scaphoïde peut être remis en place en avant de la malléole interne, le cuboïde reste arrêté par le calcanéum, et le redressement immédiat demeure incomplet. Alors même que, immédiatement, le scaphoïde et le cuboïde sont bien replacés dans un même plan perpendiculaire à l'axe du pied, le résultat est encore instable ; *le bord externe du pied reste le plus long ;* un vide subsiste entre le scaphoïde, le cuboïde et la partie antérieure de la malléole externe, permettant à la déformation de se reproduire si une *longue immobilisation* n'est pas faite, si une *ankylose médio-tarsienne* n'est pas obtenue. Or, l'opération n'est bonne qu'autant qu'à l'articulation tibio-tarsienne ankylosée succède une *néarthrose tibio-*

---

(1) Lapeyre. *Thèse*, Paris, 1895, p. 72.

calcanéenne, et, pour cela, il faut mobiliser rapidement : les deux conditions sont donc contradictoires.

« La valeur même de la néarthrose qui se forme entre le tibia et le calcanéum est le point essentiel à fixer pour la légitimité de l'extirpation de l'astragale. La nouvelle articulation doit être suffisamment solide, et, d'autre part, elle doit donner, non une ankylose, qui ferait du pied un pilon, mais des mouvements de flexion et d'extension aussi rapprochés que possible de l'amplitude normale.

« Pour que l'articulation soit suffisamment solide, il faut que les deux malléoles viennent emboîter le calcanéum, le caler de chaque côté, empêchant les mouvements de latéralité ou de rotation. Chez l'adulte, la partie antérieure de la grande apophyse du calcanéum est ordinairement trop large, elle vient buter contre la malléole externe, en mettant obstacle au redressement du mouvement de supination, et à la bonne organisation de la néarthrose. »

C'est pour remédier à tous ces inconvénients que M. Gross (1) a imaginé de combiner les avantages de l'extirpation de l'astragale à ceux de la tarsectomie antérieure cunéiforme ; en un mot c'est à lui que revient le mérite d'avoir démontré, pratiquement, l'importance de *la résection de la grande apophyse du calcanéum* (2).

« L'extirpation de l'astragale, dit-il, rend à la plante le talon ; la tarsectomie cunéiforme corrige le varus, et,

---

(1) Gross. *Congrès de chir.*, 1885 et 1887.

(2) M. Schwartz avait déjà conseillé la résection calcanéenne en 1883. Voy. *Thèse*, 1883, p. 197.

en partie, l'enroulement ; pour combiner les deux résultats et même agir mieux encore sur la supination, il suffit de faire porter le coin externe plus en arrière, de sectionner la grande apophyse du calcanéum, ce qui permettra, en outre, et à coup sûr, l'emboîtement de l'os par les deux malléoles. »

En somme, M. Gross, après avoir enlevé complètement l'astragale, ce qui corrige l'équinisme, achève de réduire la difformité en réséquant un coin osseux à base externe sur la partie antérieure du calcanéum, ce qui a pour résultat de faire disparaître la déviation en varus ; par cette section calcanéenne le bord externe du pied se trouve raccourci, le calcanéum peut rentrer dans la mortaise : la partie antérieure du calcanéum étant supprimée, le cuboïde peut, enfin, venir se replacer dans sa direction normale.

Tout en faisant l'éloge de la méthode imaginée par M. Gross, MM. Championnière et Lapeyre lui reprochent de n'être pas assez encore radicale, car elle laisserait le bord externe du pied encore beaucoup trop long. « Ce qu'il faudrait, pour avoir un résultat stable, dit M. Lapeyre (1), c'est tailler le calcanéum au niveau même de la partie antérieure de la mortaise tibiale descendue, de façon à ce que le cuboïde et le scaphoïde soient naturellement placés dans le même plan transversal. »

Avant d'aborder l'étude des tarsectomies larges, il est indispensable de signaler deux autres procédés de tarsec-

----

(1) Lapeyre. *Thèse*, p. 83.

tomie postérieure : celui de Rydygier (1) et celui de M. Charles Nélaton (2).

Le premier consiste à faire sauter deux coins osseux ; l'un de ces coins intéresse la partie antérieure de l'astragale et du calcanéum ; l'autre est taillé dans la partie supérieure du calcanéum ; en réséquant les premiers coins, Rydygier veut corriger le varus ; par la seconde section osseuse, il s'efforcera de supprimer la supination. Cette méthode, très ingénieuse au premier abord, n'a jamais fourni de résultats appréciables.

, Quant à M. Nélaton, son procédé a pour but de conserver l'articulation tibio-tarsienne, en réintégrant l'astragale dans sa mortaise, par la suppression de la cale externe qui, venant buter contre la malléole externe, empêche la réduction.

Cette opération, très séduisante en théorie, a été l'objet des critiques les plus vives de la part de M. Piéchaud (3), de M. Farabeuf (4), et de MM. Championnière et Lapeyre (5) ; ces auteurs lui reprochent de donner des résultats incomplets, de corriger l'équinisme sans agir contre le varus, d'exiger le port d'appareils, et, finalement, de laisser l'opéré exposé à la récidive ; en effet, la correction serait incomplète à cause d'un mauvais état de la mortaise tibiale qui est plus ou moins déformée et atrophiée, à

______

(1) Rydygier. *Berl. klin. Woch.*, février 1883.
(2) Ch. Nélaton. *Bull. soc. de chir.*, 1890, p. 61.
(3) Piéchaud. *Société de chir.*, 5 février 1890.
(4) Farabeuf. *Méd. opératoire*, art. *Pieds bots*.
(5) Lapeyre. *Thèse*, p. 79.

cause aussi des altérations ligamentaires, de la persistance des adhérences postérieures et celle du ligament inter-calcanéo-astragalien.

« Rationnellement, dit M. LAPEYRE, l'opération de Néla-ton est d'avance condamnée toutes les fois que l'articula-tion tibio-tarsienne ne présente pas une certaine mobilité et offre des altérations accentuées ; elle ne peut être indiquée que lorsque la jointure, ayant conservé, en grande partie, ses fonctions, la mortaise semble en bon état. »

III. — Tarsectomies larges ou complexes.

A M. J. L. CHAMPIONNIÈRE (1) revient, sans contredit, le mérite d'avoir compris et enseigné que le seul moyen d'obtenir des corrections durables et de mettre les opérés à l'abri de la récidive consistait dans le *désossement* du tarse, désossement qui ne doit s'arrêter que lorsque l'on ne sent plus aucun obstacle à la réduction parfaite de la difformité.

« L'œuvre de redressement du pied, dit le chirurgien de l'Hôtel-Dieu, doit être achevée par l'opération osseuse ; la destruction osseuse doit être guidée uniquement par la façon dont se fait le redressement, ne s'arrêter que lorsque le redressement est même un peu exagéré ; il faut que la destruction osseuse ait été telle qu'aucun effort ne soit nécessaire pour maintenir la situation nouvelle. Un appa-reil après une opération de tarsectomie ne doit pas avoir

---

(1) CHAMPIONNIÈRE. *Bull. Acad. de méd.*, 1894.

pour but de maintenir avec effort le résultat obtenu ; il
doit contenir sans peine un tarse devenu trop mou, le
maintenir en place tant que ce pied mou peut avoit tendance à se déformer.

« La suppression de l'astragale et de la grande apophyse
du calcanéum ne redresse presque jamais suffisamment le
pied : on enlève alors le scaphoïde, et on donne ainsi un
peu de souplesse au centre du pied ; mais cela ne suffit
pas encore, et si l'on fait sauter du cuboïde, on obtient
ainsi un vaste espace vide à la place où était la masse
osseuse constituant la voûte du pied ; or, on est surpris
que, malgré ce vide et cette souplesse, le redressement
obtenu soit imparfait : on enlève alors les cunéiformes ;
ordinairement le métatarse est alors facilement entraîné
en haut, le talon s'abaisse et le déroulement du pied est
complet. »

« Le but à obtenir par la tarsectomie, dit aussi M. LA-
PEYRE (1), est que le résultat soit *complet d'emblée*, qu'il
se maintienne, que le pied ait, en outre, le maximum de
souplesse possible avec une bonne solidité. »

M. CHAMPIONNIÈRE est tellement convaincu de l'ex-
cellence des résultats fournis par la tarsectomie large,
telle qu'il la préconise, qu'il n'hésite pas à faire bon mar-
ché de tous les autres moyens thérapeutiques que l'on met
depuis si longtemps en œuvre, pour corriger ces sortes
de difformités : redressement manuel, modelant, méca-
nique, manipulations, ténotomies, opération de Phelps,

____

(1) LAPEYRE. *Thèse*, p. 85.

etc.; à son avis, tous ces artifices sont loin d'avoir l'efficacité qu'on leur suppose. « Pourquoi, dit-il, tourmenter
les jeunes enfants d'appareils inefficaces et difficiles à
supporter, puisque la seule conséquence de l'accentuation de la difformité sera une excellente opération, seule
susceptible d'amener la correction définitive sans addition
d'appareils et sans soins consécutifs? On attendra donc
patiemment l'âge où ces opérations sont possibles, soit de
5 à 7 ans, selon la vigueur de l'enfant. »

MM. Forgue et Reclus (1) se déclarent aussi partisans
de la tarsectomie largment pratiquée. « Nous n'avons pas
eu, disent-ils, l'occasion de faire ces larges tarsectomie
pour *pied bot*, mais nous les avons plusieurs fois pratiquées
pour des tuberculoses du tarse ; les résultats éloignés que
nous en avons obtenus, au point de vue de la forme et de
la fonction du pied, nous conduisent à admettre pleinement la doctrine et la pratique de M. Championnière ;
mais nous n'allons pas jusqu'à penser, comme cet auteur,
qu'il y a des conditions telles qu'elles changeront toute la
thérapeutique du pied bot ; nous estimons, au contraire,
que le plus parfait traitement des formes graves de l'adolescent, c'est leur prophylaxie chez le jeune enfant, c'est leur
correction précoce, empêchant l'aggravation et la fixation
des difformités, et que, s'il est efficace et simple de faire
une tarsectomie, il est meilleur d'en supprimer l'indication. »

Pour ce qui est de notre sentiment personnel, nous

____

(1) Forgue et Reclus. *Traité de thérap. chir.*, 1898, t. I, p. 883.

avouons nous ranger à la manière de voir si sage, si réservée de MM. Forgue et Reclus; avec eux, nous nous trouvons en trop bonne compagnie pour ne pas avouer hautement notre opinion, quelque insuffisante que soit notre expérience rigoureusement personnelle de cette intéressante question de thérapeutique orthopédique. Il nous paraît vraiment excessif de condamner impitoyablement à une intervention sanglante tous les enfants affligés d'un *pied bot osseux*, de renoncer de parti pris à toute prophylaxie, à toute manœuvre de correction non sanglante sous prétexte que la tarsectomie s'imposera à un moment donné à tous les petits malades lorsqu'ils auront atteint l'adolescence ou l'âge adulte, et quels qu'aient été les soins orthopédiques qu'on leur aura prodigués !

Nous n'en sommes plus à compter aujourd'hui les guérisons durables, définitives, obtenues par la méthode dite conservatrice : redressement forcé, manipulations, massage forcé, appareil de contention, ténotomie, bottines orthopédiques, opération de Phelps, etc. Hahn, Taylor, Beely, Stromeyer, Hessing, Sayre, J. Wolff, Lorenz, Hoffa à l'étranger; Redard, Delore, Kirmisson, Broca, Schwartz, Brun, Bouvier, Dubreuil, en France ont montré que, chez l'enfant, le pied bot peut parfaitement guérir sans intervention sur le squelette, à la condition de soumettre les petits malades à un traitement rationnel et surtout *précoce*; il faudrait pouvoir commencer les manœuvres de redressement et de réduction dès que la difformité est reconnue, les poursuivre sans relâche et n'abandonner l'enfant à lui-même qu'après avoir acquis la certitude que le pied a définitivement recouvré son attitude normale et le pouvoir de fonctionner comme le pied d'un sujet sain.

Et cela n'est pas seulement vrai du pied bot congénital : les mêmes préceptes thérapeutiques trouveront également leur application dans la cure du pied bot accidentel ; bien plus, nous dirons avec M. LAPEYRE « que, traité dès le début, le pied bot paralytique ne donnerait jamais lieu à la tarsectomie, puisque, à cette date où les déformations osseuses n'existent pas encore, le redressement complet, facile à obtenir, possible à maintenir, empêche ces difformités de se produire ».

MANUEL OPÉRATOIRE

Une des conditions essentielles que le chirurgien ne devra jamais perdre de vue, s'il tient à obtenir un bon résultat, c'est l'observance rigoureuse de toutes les règles de la saine asepsie : il faut, à tout prix, éviter la plus légère suppuration de la plaie, non tant à cause des dangers qu'elle peut entraîner pour la vie du malade, mais parce qu'elle oblige d'enlever trop tôt l'appareil, de désunir la plaie pour la désinfecter, ce qui équivaut à l'annulation complète de l'opération : dans ces conditions, tout serait à recommencer.

Aussi ne saurait-on trop recommander de faire précéder l'intervention d'un nettoyage aussi rigoureux que possible des téguments du pied et du tiers inférieur de la jambe : 1° lavage avec de l'eau chaude, du savon et une brosse pendant 10 bonnes minutes, de manière à couvrir la peau d'une vive rougeur érythémateuse ; 2° rinçage à grande eau, frictions avec une compresse aseptique pour enlever la mousse savonneuse et les débris épidermiques ; 3° dégraissage des téguments avec de l'alcool pur ou avec de l'éther ; 4° dernier rinçage de tout le membre avec de la liqueur de van Swieten ; il ne restera plus qu'à appliquer la bande hémostatique et à garnir le champ opératoire de compresses stérilisées ; le pied malade sera alors couché sur son bord interne et reposera également sur une grande compresse aseptique. Inutile d'insister sur la désinfection des mains de l'opérateur : on observera, ici aussi, les règles précédemment énoncées.

Après avoir reconnu, avec le doigt. toutes les saillies osseuses, le chirurgien, fixant le pied avec la main gauche appliquée au-dessus des malléoles, tracera une incision dorsale externe, oblique de haut en bas et d'arrière en avant, le long du tendon du péronier antérieur ; c'est l'incision recommandée par M. Lucas-Championnière ; chez l'adulte, il est nécessaire de lui donner uuc longueur de 7 à 8 centimètres ; elle est presque toujours suffisante, quelle que soit la difficulté que l'on éprouve à énucléer les os du tarse ; du moins dans les trois observations que nous publions et qui se rapportent en réalité à 5 tarsectomies, il n'a jamais été nécessaire de recourir au débridement interne que pratique quelquefois le chirurgien dont nous venons de parler (1).

La peau étant incisée, on disséquera rapidement les lèvres de la plaie, sur une certaine étendue, puis on dissociera les éléments de la couche sous-cutanée, de manière à arriver le plus vite possible sur le squelette tarsien, que l'on dénudera dans toute l'étendue du champ de la plaie, en manœuvrant soit avec les doigts, soit avec une rugine.

____

(1) Voy. *Thèse* de Lapeyre, 1895, p. 91. —Voy. aussi Farabeuf, p. 808, IVᵉ édition.

Au cours de cette dénudation, il est essentiel de ménager les tendons extenseurs, ainsi que le paquet vasculonerveux dorsal, qui, d'ailleurs, se trouve tout à fait en dedans ; on évitera de blesser ces organes en les chargeant sur le râteau qui écarte la lèvre interne de la plaie.

Cette préparation du champ opératoire terminée, on confiera à un aide le soin de donner du jour en écartant les deux lèvres de la plaie au moyen de deux grands râteaux.

C'est alors que commencera la tarsectomie proprement dite.

L'astragale est le premier os que le chirurgien doit attaquer ; dans ce but, il coupe d'abord le ligament *péronéo-astragalien antérieur*, puis le ligament *astragalo-calcanéen externe*, et, en troisième lieu. le ligament *astragalo-scaphoïdien* ; cette triple section a pour effet de mettre à découvert presque tout l'astragale ; on achevèra la mobilisation de cet os en coupant le ligament *dit interosseux*, ce que l'on obtient en engageant la lame du bistouri entre l'astragale et la face supérieure du calcanéum, en la promenant sur toute cette face, sans manquer de le pousser bien en arrière pour atteindre les fibres les plus postérieures ; on sectionnera ensuite le ligament *péronéo-astragalien postérieur* en glissant la lame du bistouri entre la malléole et la face externe de l'astragale.

Saisissant alors la tête de l'astragale entre les mors d'un solide davier, on attire l'os en lui imprimant des mouvements de torsion et on finit par l'énucléer après avoir coupé avec la pointe du bistouri le ligament *astragalo-calcanéen postérieur* et les ligaments *tibio-astragaliens antérieur et postérieur*.

Dans aucune de nos trois observations l'extirpation de l'astragale seul n'a suffi à amener la correction de la difformité; celle-ci persistait, mais à des degrés très divers. Dans les observations II et III, le redressement du pied nécessita l'ablation du scaphoïde et surtout la section du tendon d'Achille; chez la malade I, le sacrifice de ce seul os ne modifia pour ainsi dire en rien la déformation existante; il fallut se résigner à un évidement plus radical du tarse : c'est-à-dire à l'ablation du scaphoïde, du cuboïde des 3 cunéiformes et à la résection du tiers antérieur du calcanéum.

L'ablation du scaphoïde doit suivre presque toujours celle de l'astragale; elle s'opère sans grandes difficultés; on peut en dire autant du cuboïde et des 3 cunéiformes; mais, comme nous le verrons plus tard, ces sacrifices osseux ne sont pas toujours suffisants; on est très souvent dans la nécessité de réséquer la grande apophyse du calcanéum, de sectionner le tendon d'Achille et même l'aponévrose plantaire, quand il y a en même temps pied creux.

Quant à la grande apophyse du calcanéum, on doit la sectionner à la scie, quand il s'agit d'un adulte; chez l'enfant, une bonne pince coupante suffit ordinairement; M. CHAMPIONNIÈRE se sert presque toujours d'un ciseau très large, mais mince et bien affilé et d'un fort maillet.

Le désossement du tarse terminé, et l'attitude désirée obtenue, une nouvelle question se pose, celle du maintien de la réduction; ici les avis sont partagés. M. CHAMPIONNIÈRE repousse toute suture osseuse, il proscrit même l'application d'un appareil plâtré; il se contente de maintenir le pied dans une bonne attitude en l'enveloppant dans un pansement bien ouaté.

Cette méthode peut être très suffisante chez l'enfant; elle paraît absolument impraticable chez l'adulte, à cause du poids du pied, qui tend toujours à se déplacer. Il semble donc beaucoup plus prudent d'assurer le maintien de la correction à l'aide d'un fil d'argent unissant le calcanéum à la mortaise tibiale : c'est la conduite suivie pour les trois opérés : mais il importe de faire observer, qu'en employant cet artifice, on n'a *nullement eu l'intention de faire une arthrodèse et de provoquer l'établissement d'une ankylose*; en agissant ainsi on a tout simplement pour but de prévenir le dérangement de la correction imposée au pied malade, et, ce qui le prouve, c'est que dans nos trois cas, on a toujours eu soin de procéder à la mobilisation précoce du membre opéré.

Le fil d'argent une fois en place, il ne reste plus qu'à lier quelques petits vaisseaux qui saignent et à fermer l'incision cutanée par des sutures aux crins de Florence ; il va sans dire que l'on doit s'abstenir de tout lavage intempestif de la plaie, soit à l'eau phéniquée, soit à l'eau simplement bouillie; la certitude d'avoir opéré avec des instruments stérilisés et avec des mains propres devra suffire au chirurgien. Un petit drain est placé à l'angle inférieur de la ligne des sutures.

Le pied est ensuite enveloppé de compresses stérilisées sèches que l'on recouvre de coton hydrophile sur lequel on applique une bonne gouttière plâtrée remontant jusqu'au tiers supérieur de la jambe et largement fenêtrée du côté externe du cou-de-pied, précaution indispensable à la surveillance de la plaie opératoire.

SOINS CONSÉCUTIFS

Ils sont très importants ; c'est d'eux que dépend, en grande partie, le succès définitif de l'opération ; on voit donc qu'ils méritent toute l'attention du médecin et du chirurgien.

On enlèvera le drain au bout de 3 ou 4 jours et les fils vers la fin de la deuxième semaine.

La plus grande faute que l'on puisse commettre serait de maintenir le membre trop longtemps immobilisé dans sa gouttière plâtrée ; M. CHAMPIONNIÈRE insiste beaucoup sur ce point, et nous nous rangeons entièrement à sa manière de voir ; du moment que l'on ne cherche pas l'ankylose du pied, et, que l'on a pour but, au contraire, d'obtenir une néarthrose aussi souple que possible, on aura tout intérêt à libérer le membre opéré dans le plus bref délai possible. Dans nos trois cas, on a enlevé le plâtre entre le 15ᵉ et le 17ᵉ jour, jamais plus tard ; la plaie était complètement cicatrisée et la région opérée indolente à la pression : dès le premier jour, on a eu soin d'imprimer quelques légers mouvements à la jointure et de pratiquer un léger massage sur le pied et le cou-de-pied ; puis l'on

s'est contenté d'envelopper le pied et le tiers inférieur de
la jambe dans une simple compresse de gaze aseptique,
entourée d'une bande de flanelle : en même temps on
recommandait aux malades d'essayer quelques mouvements spontanés.

Les jours suivants, le même traitement était pour-
suivi, c'est-à-dire : mobilisation du cou-de-pied, massage
modéré et méthodique de tout le pied et des muscles de
la jambe ; pansement légèrement compressif avec une
simple bande de flanelle appliquée à même la peau.

En général, on ne peut autoriser la marche que dans le
courant du 2ᵉ mois après l'opération ; les malades essayeront
d'abord de se tenir debout en s'appuyant sur une canne,
puis ils feront quelques pas avec prudence ; au cours de
ces tentatives, ils n'accusent aucune douleur au niveau
du cou-de-pied, mais de la faiblesse des membres inférieurs, ce qui s'explique aisément, vu la longue durée de
repos forcé qui suit l'opération, sans parler de l'immobilisation prolongée à laquelle sont condamnés les sujets
porteurs de difformités bilatérales et trop accentuées
(Obs. I et II) pour qu'il soit même possible de se tenir
debout.

RÉSULTATS

Voici en quels termes M. Brunswic (1) parle de la tarsectomie appliquée à la cure radicale du pied bot paralytique :

« On peut guérir effectivement des pieds bots paralytiques par la tarsectomie; on trouve dans la science plusieurs succès à enregistrer à l'actif de cette opération ; ...mais ce sont là d'heureuses exceptions et rien de plus ; la tarsectomie n'est pas le traitement de choix des déviations paralytiques... En effet, on conçoit qu'un pied bot congénital, ainsi amélioré, mis dans la rectitude, possédant des muscles sains, capables de se contracter, puisse devenir un pied normal ou peu s'en faut, mais il n'en est plus de même quand il s'agit de pied bot paralytique..... Dans ce dernier cas, la déformation sera parfaitement corrigée, ...mais, au bout d'un certain temps, puisque le groupe antéro-externe n'existe pas, le triceps sural reprend son travail de rétraction et le calcanéum suit fatalement,

____

(1) Brunswic. *Thèse*, Paris, 1895, p. 56 et suivantes.

quoi qu'on fasse, puisque cet os est mobile et relié par des ligaments ou par des tissus fibreux de cicatrice au reste du squelette pédieux : donc, intervention *inutile*, partant *condamnable*. ... Le véritable traitement du pied bot paralytique, *qu'il soit total ou partiel*, c'est l'arthrodèse, qui consiste à rechercher de parti pris la soudure osseuse entre les différentes pièces du tarse et la jambe, de façon à maintenir indéfiniment le pied en bonne position. »

Il nous est impossible de souscrire à de pareilles propositions.

Que l'arthrodèse soit l'intervention de choix, la seule à conseiller et à pratiquer pour traiter le *pied bot total*, le *pied bot ballant*, rien ne nous paraît plus logique, mieux démontré ; mais, comment se décider à condamner une jointure à l'ankylose définitive quand on a pu constater les beaux résultats fournis par la tarsectomie dans le pied bot paralytique ? Pour ne citer que nos trois observations, il suffit d'avoir vu nos malades avant et après l'opération pour acquérir la conviction que l'assertion de M. BRUNSWIC est purement gratuite ; et il ne serait pas possible d'invoquer ici le fait d'une simple coïncidence, car, le moyen de soutenir sérieusement que les faits rapportés par M. LAPEYRE et ceux que nous publions ici résultent d'un heureux concours de circonstances fortuites ?

Les trois opérés, dont les observations figurent dans cette thèse, se trouvent aujourd'hui en état, non seulement de marcher mais encore de travailler, d'exercer une profession ; il est certain que leur démarche n'est pas absolument gracieuse, mais qu'importe, du moment que l'intervention qu'ils ont subie leur permet de marcher debout, très convenablement, et sans le secours de béquilles, sans même avoir besoin de s'appuyer sur une canne ! Ils possèdent tous les trois des néarthroses tibio-tarsiennes souples, ils peuvent étendre et fléchir les pieds, en un mot, il n'existe pas chez eux trace d'ankylose, malgré les fils d'argent qui rattachent leur tibia à leur calcanéum, fils que l'on peut qualifier de fils de *sûreté*, puisqu'ils ont été uniquement placés pour *assurer le maintien des corrections et nullement dans le but de provoquer l'ankylose de la jointure.*

La vérité nous force à reconnaître que l'opération n'a pas eu grande influence sur le développement musculaire de la jambe du malade de l'observation III ; cette jambe est restée à peu près aussi grêle qu'avant la tarsectomie ; mais, ce qui prouve que les éléments musculaires ne sont pas perdus dans leur totalité, c'est que cet opéré peut communiquer à son pied des mouvements de flexion et d'extension, très limités, nous en convenons, mais suffisants pour lui permettre de marcher sans trop de raideur, cette jambe accuse un raccourcissement de 6 centimètres, ce qui oblige le malade à chausser un soulier à semelle très épaisse ; mais c'est là un désagrément qu'il est impossible de mettre sur le compte de la tarsectomie, puisqu'il y avait déjà arrêt de développement de toute la jambe avant l'opération ; une année s'est écoulée depuis : cet opéré marche sans béquille, sans canne, il ne ressent ni douleur ni gêne au niveau de la région opérée, il peut travailler pour gagner sa vie, aller, venir, en un mot, il est enchanté du résultat obtenu.

Dans les deux autres cas, les effets de la tarsectomie ont été beaucoup plus remarquables.

Malgré la résection de ses deux genoux, la jeune fille de l'observation I peut marcher sans aucun soutien ; les deux pieds ont une attitude parfaite, la néarthrose tibio-tarsienne *est souple* (malgré le fil d'argent) ; depuis que l'opérée marche, les jambes, qui étaient auparavant très grêles, ont recouvré un volume très voisin de la normale ; l'examen par le courant faradique révèle la présence d'éléments musculaires sains non seulement dans les mollets, mais encore dans le groupe antéro-externe.

On peut en dire autant de la jeune fille de l'observation II ; bonne position du pied, souplesse suffisante dans les néarthroses tibio-tarsiennes, présence de faisceaux musculaires contractiles dans le groupe antéro-externe ; possibilité de la marche, sans béquilles, sans aucun soutien, etc., etc.

Nous renvoyons à la lecture des observations où l'on trouvera une foule de détails que nous ne saurions reproduire ici sans tomber dans des redites.

Les conclusions qui se dégagent de tous ces faits, c'est que, dans le pied bot paralytique non ballant, il persiste presque toujours, dans les groupes musculaires atteints, des éléments intacts, capables de recouvrer leur contractilité à la suite du redressement de la difformité et sous l'influence de la marche, du massage, des essais gymnastiques et de l'électrisation.

OBSERVATIONS

OBSERVATION I

Pieds bots varus equins paralytiques.

(Inédite, communiquée par M. Barozzi.)

La nommée M... Amélie, âgée de 16 ans, sans profession, est
admise à l'hôpital Saint-Louis dans le service de M. Richelot, le
3 mars 1897. Elle vient réclamer les secours de la chirurgie pour
des difformités multiples qui la mettent dans l'impossibilité
d'exercer une profession pour gagner sa vie.

Cette jeune fille, dont l'intelligence est absolument normale,
nous raconte qu'elle a été atteinte de paralysie spinale infantile
à l'âge de 18 mois ; à la suite de cette affection, la malade a été
frappée de difformités multiples dont l'origine paralytique s'im-
pose dès le premier examen.

Amélie M... n'a jamais pu se servir de ses membres inférieurs
pour marcher, ni même pour se tenir debout ; pour se déplacer,
se rendre d'un point en un autre, elle est obligé de progresser
en se traînant sur les deux genoux, dont les bourses prérotu-
liennes sont le siège d'hygromas traumatiques très volumineux.

Il n'entre pas dans notre sujet de donner une description dé-
taillée de nombreuses lésions somatiques occasionnées, chez cette
jeune fille, par la paralysie spinale infantile ; nous n'insisterons ici
que sur la difformité des pieds que nous avons corrigée par la tarsectomie ; nous dirons ensuite quelques mots de la lésion des genoux qui a également été traitée par une intervention chirurgicale.

Les deux pieds offrent le type achevé de la difformité en varus
équin paralytique, difformité très accusée des deux côtés.

L'équinisme et la déviation en varus sont à leur degré maximum ; si elle pouvait se tenir debout la malade marcherait presque sur le dos du pied.

Sur les deux pieds, la face dorsale, fortement arrondie, convexe, est inclinée en avant et en bas, mais elle regarde aussi fortement en dehors : l'organe est pour ainsi dire enroulé de haut en bas, d'avant en arrière et de dehors en dedans ; les orteils sont rapprochés les uns des autres et refoulés en masse du côté de la plante.

Le bord externe des pieds est allongé et fortement convexe ; le bord interne est raccourci et offre une encoche très profonde.

Du côté de la plante, on observe une excavation profonde allongée dans le sens antéro-postérieur et regardant en arrière et en dedans ; en explorant cette excavation avec le doigt, on éprouve une résistance assez considérable due à la rétraction et au tassement de l'aponévrose plantaire.

Le calcanéum est fortement attiré en haut par la rétraction du tendon d'Achille, qui fait sous la peau une saillie en forme de corde.

En haut, l'astragale, presque complètement déboîté, se laisse pour ainsi dire saisir entre les doigts.

Du côté des parties molles, les désordres ne sont pas moins frappants : les jambes sont grêles et offrent des masses musculaires atrophiées et recouvertes par des téguments d'aspect cyanotique ; cependant, on constate encore la possibilité de quelques mouvements spontanés, naturellement très limités, à cause des obstacles insurmontables qu'opposent les déviations ostio-articulaires et les rétractions tendineuses ; mais le pied n'est nullement ballant inutile d'ajouter qu'il est absolument impossible d'obtenir la moindre correction même sous le chloroforme, quelle que soit la force que l'on s'obstine à déployer.

Au niveau des genoux les lésions ne sont pas moins intéressantes à signaler : il existe, des deux côtés, une demi-flexion permanente, absolument irréductible de la jambe sur la cuisse ; cette flexion est à peu près à angle droit ; en tâtant la région poplitée,

on sent très nettement deux cordons saillants très durs formés
par les tendons rétractés du biceps et du demi-membraneux.

En présence de tels désordres, le succès d'une tentative opératoire pouvait sembler incertain. Les raisons qui nous ont en-
couragé à intervenir ont été les suivantes :

1° L'intégrité de l'état général ;

2° La conservation de quelques faisceaux dans la musculature
de la jambe ;

3° Le bon état des muscles antérieurs de la cuisse ;

4° L'intégrité absolue des muscles de la fesse et des pelvitro-
chantériens.

L'opinion de M. Richelot, favorable à l'intervention, finit par
triompher de notre hésitation.

La double tarsectomie fut pratiquée le 2 avril 1897.

Pied droit. — Après avoir sectionné le tendon d'Achille, ce
qui n'a pour résultat qu'une imperceptible correction de l'équinisme, nous mettons à nu le tarse par une incision dorsale externe
obliquée en bas et en avant, longue de 7 centimètres ; dès que
les bords de la plaie sont écartés, l'astragale se présente aussitôt ;
il est recouvert par les tendons extenseurs, qui sont chargés sur
un râteau et réclinés en dedans.

Le squelette du tarse est alors soigneusement dénudé, puis
l'on procède à l'extirpation de l'astragale. Tandis qu'un aide
exagère l'équinisme, nous sectionnons d'abord les ligaments
péronéo-astragalien antérieur et astragalo-calcanéen externe, puis
le ligament astragalo-scaphoïdien ; ces trois sections ont suffisamment mobilisé cet os pour nous permettre d'achever son
énucléation sans difficulté, en coupant successivement le ligament
interosseux, les ligaments péronéo-astragalien postérieur, astragalo-calcanéen postérieur et tibio-astragaliens postérieur et antérieur.

L'astragale étant enlevé, nous constatons que la correction est
insignifiante ; l'équinisme lui-même n'est que médiocrement in-
fluencé ; le pied est bien mobilisé, il pend inerte, mais il n'y a
pas encore moyen de le redresser convenablement ; ce que

voyant, nous faisons sauter le scaphoïde, puis le cuboïde et les cunéiformes ; à la suite de ces sacrifices l'équinisme a disparu ou à peu près, mais le déroulement du pied est loin d'être achevé, nous nous décidons alors à attaquer le calcanéum dont un bon tiers est aussitôt réséqué ; l'équinisme et la déviation en varus sont corrigés, mais la convexité transversale de la face dorsale du pied persiste ; l'avant-pied conserve sa raideur, les orteils restent recourbés du côté de la plante. Nous prenons alors le parti de supprimer la rétraction de l'aponévrose plantaire : incision de la peau de la plante sur une longueur de 6 centimètres ; dénudation de l'aponévrose qui se présente très épaissie ; section transversale de cette membrane fibreuse et rupture, avec les doigts, des tissus sous-aponévrotiques, tandis qu'un aide redresse fortement les orteils et les métatarsiens. Cette fois le désossement du tarse est suffisant, les obstacles fibreux supprimés ; la correction de la difformité est tout à fait satisfaisante ; néanmoins, il nous paraît indispensable d'assurer la bonne position du pied en assujettissant le calcanéum à la mortaise tibiale à l'aide d'un fil d'argent.

Ligature de quelques vaisseaux un peu gros qui saignent ; réunion de la plaie aux crins de Florence ; on place un petit drain à l'angle inférieur de l'incision ; pansement avec de la gaze aseptique ; compression avec de la ouate hydrophile ; gouttière plâtrée remontant jusqu'au tiers supérieur de la jambe et fenêtrée en dehors.

Pied gauche. — Même opération. Durée totale de l'intervention : 1 heure 10 minutes.

Suites très simples ; la malade souffre un peu les 2 premiers jours.

On enlève le drain le 6 avril et les fils le 12 : réunion parfaite.

Le plâtre est supprimé le 17 avril ; mobilisation de la niarthrose et massage ; l'attitude des pieds est irréprochable.

La déformation des genoux n'ayant pas encore été corrigée, la malade ne peut se livrer à aucun essai de marche ni de station ; mais on continue la mobilisation et le massage.

Intervention sur les genoux le 6 août et le 7 septembre 1897 : résection et suture aux fils d'argent ; réunion primitive.

A la fin du mois d'octobre, la malade se tient parfaitement debout, elle peut marcher en s'appuyant sur une canne ; elle est émerveillée du résultat obtenu. Pendant les premiers temps, les pieds et les jambes sont enfermés dans un appareil silicaté très léger.

Les silicates sont supprimés en novembre 1897 ; l'attitude des pieds est excellente, les jambes paraissent plus musclées, les téguments ont perdu leur teinte cyanotique.

La malade quitte l'hôpital en décembre 1897.

Nous la revoyons en février 1898. Le résultat de l'opération est tout à fait surprenant ; la malade peut marcher sans souffrir et sans se fatiguer ; sa démarche est naturellement dandinante, ce qui tient à l'ankylose des deux genoux ; les pieds ont conservé leur bonne position ; sous l'influence du massage et de la marche, les quelques muscles de la jambe demeurés intacts ont recouvré leur contractilité physiologique, ce qui explique les mouvements que cette jeune fille peut communiquer à ses pieds.

La malade nous donne de nouveau de ses nouvelles en janvier 1899 ; elle se déclare enchantée, émerveillée de pouvoir marcher sans canne ; maintenant elle peut travailler pour gagner sa vie.

OBSERVATION II

Pieds bots equins d'origine paralytique.

(Inédite, communiquée par M. BAROZZI.)

Victorine J..., âgée de 20 ans, domestique, fut admise à l'hôpital Saint-Louis, dans le service de M. RICHELOT, le 30 mars 1896, pour une fracture de la colonne sacro-lombaire compliquée de plaie ; à la suite de ce traumatisme, il s'était déclaré une paraplégie complète des membres inférieurs.

A l'époque où nous eûmes l'occasion de la soigner, la malade était guérie de sa fracture et de ses troublés paralytiques mais elle présentait encore, comme vestiges de son affection antérieure, deux pieds bots équins complètement irréductibles.

Cette difformité était tellement accusée que la malade se trouvait dans l'impossibilité absolue non seulement de marcher, mais même de se tenir debout. Les deux pieds étaient fortement étendus sur les jambes par la rétraction énergique du triceps sural, qui attirait le calcanéum directement en haut: l'équinisme était tel, que, de chaque côté, l'avant-pied se trouvait sur le prolongement de l'axe de la jambe; les orteils étaient violemment fléchis et immobiles. Sur la face dorsale des'pieds, on sentait une saillie assez marquée constituée par l'astragale; en arrière, au-dessus du talon, il existait un gros cordon dur fortement tendu,. formé par le tendon d'Achille. On ne constatait aucune espèce de déviation latérale. Les deux mollets étaient remarquablement atrophiés et la peau, qui recouvrait la face dorsale des pieds, fraîche, tendue et luisante.

Vu l'intégrité des muscles de la cuisse, la conservation de la contractilité faradique de quelques faisceaux musculaires des jambes, une intervention fut décidée.

Opération le 6 août 1897.

Avant de nous décider à ouvrir la jointure tibio-tarsienne, nous pratiquâmes, à ciel ouvert, la section du tendon d'Achille, mais sans grand espoir de pouvoir obtenir par ce moyen une correction suffisante pour épargner à la malade le sacrifice de son astragale. Comme nous l'avions présumé, le résultat cherché fut, effectivement, nul. Nous résolûmes alors de recourir à la tarsectomie.

Pour mettre le tarse à nu, nous nous sommes contenté de faire une seule incision, l'incision dorsale externe; nous l'avons tracée légèrement oblique de haut en bas et d'arrière en avant, en lui donnant une longueur d'environ 8 centimètres, à partir du bord antérieur de la malléole péronéale, à 1 centimètre, à peu près, au-dessus de l'interligne tibio-astragalien. Après avoir soigneusement disséqué les lèvres de la plaie cutanée, puis dis-

socié les éléments de la couche sous-cutanée et, enfin, fortement
récliné en dedans les tendons extenseurs et le paquet vasculonerveux, en un mot après avoir bien dénudé tout ce que la plaie
opératoire nous permettait de voir du squelette tibio-tarsien,
nous avons sectionné au bistouri : 1° le ligament péronéo-astragalien antérieur ; 2° le ligament astragalo-scaphoïdien ; 3° le ligament interosseux ; 4° enfin, le ligament péronéo-astragalien postérieur, en glissant la lame du bistouri entre la malléole et la face
externe de l'astragale. Saisissant alors cet os avec un davier, et
l'attirant fortement hors de la plaie en exécutant des mouvements
de torsion, nous n'eûmes pas beaucoup de peine à l'énucléer, après
avoir sectionné le reste de ses attaches à petits coups de ciseaux.

L'ablation de l'astragale permit aussitôt d'imprimer au pied
des mouvements de flexion et de latéralité assez étendus, mais
la correction de la difformité laissait encore à désirer ; il fallut se
résigner à d'autres sacrifices osseux. L'obstacle à la réduction
semblant résider dans la présence du scaphoïde et du cuboïde,
ces os furent, à leur tour, extirpés, ce qui permit d'obtenir aussitôt
un redressement tout à fait satisfaisant. Pour compléter la correction et surtout pour la maintenir, nous crûmes utile de faire
deux sutures aux fils d'argent ; dans ce but, nous fîmes passer
un gros fils d'argent d'une part, à travers la mortaise tibiale, et,
d'autre part, à travers la partie antérieure du calcanéum.

L'hémostase fut assurée à l'aide de quelques ligatures au
catgut ; la plaie cutanée fut réunie avec des crins de Florence ;
pas de drainage ; pansement à la gaze aseptique ; enfin, appli_
cation d'une gouttière plâtrée remontant jusqu'au quart supérieur
de la jambe et largement fenêtrée en dehors.

Le pied gauche fut traité, pendant la même séance, d'une
manière absolument identique.

Les suites de cette double intervention ont été des plus simples. La réunion s'est effectuée par première intention sous le
premier pansement. L'appareil plâtré fut enlevé le 17e jour qui
suivit l'opération. Application de bandes silicatées légères pour
permettre à la malade se se lever et de tenter quelques pas.

A la fin du 2ᵉ mois, cette jeune fille pouvait se tenir debout en s'appuyant sur une canne ; mais elle accusait, au niveau des malléoles, des *douleurs assez vives* qui allèrent en diminuant *pour disparaître* complètement au bout *d'une quinzaine de jours*. Au commencement du 3ᵉ mois, enlèvement de l'appareil silicaté. Dans le courant de ce mois, l'opérée se tient debout et marche sans soutien ni assistance, et sans ressentir aucune douleur ; elle se plaint, toutefois, d'avoir les pieds un peu lourds et d'éprouver une certaine gêne dans la jointure tibio-tarsienne.

Janvier 1898. — Cette opérée peut être considérée comme guérie : ses pieds se trouvent dans une position tout à fait satisfaisante, sauf une *très légère* déviation en valgus, qui, d'ailleurs, est tout à fait négligeable, attendu que cette jeune-fille peut très bien appliquer la plante des pieds sur le sol, marcher, se tenir debout, vaquer à ses petites occupations ; elle est la première à se déclarer enchantée du résultat de l'intervention qu'elle a subie.

Mars 1899. — La malade continue à être très satisfaite du résultat de l'intervention ; l'attitude des pieds est toujours bonne ; la tendance au valgus, signalée pendant les premiers mois qui ont suivi l'opération, n'a pas augmenté, ce qui est pleinement rassurant pour l'avenir ; chose assez curieuse à noter, les mouvements spontanés du pied droit sont assez étendus ; ceux du pied gauche beaucoup plus limités ; la malade se plaint, en outre, de ressentir parfois des élancements douloureux dans ce dernier pied.

OBSERVATION III

Pied bot équin paralytique.

(Inédite, communiquée par M. BAROZZI.)

Le nommé M... Ernest, 18 ans, entre dans le service de M. RICHELOT, à l'hôpital Saint-Louis, le 11 février 1898.

Il ne se rappelle pas avoir fait d'autre maladie qu'une rougeole grave, à l'âge de 7 ans.

La difformité dont il est atteint à la jambe et au pied droit se serait installée, à ce qu'il affirme, à la suite de cette affection.

Quoi qu'il en soit de cette assertion, il reste certain que l'on se trouve en présence d'un pied bot équin pur d'origine paralytique, accompagné d'un arrêt de développement de toute la jambe correspondante.

Le malade ne peut marcher qu'en se servant de béquilles, car, en dehors de l'attitude spéciale du pied, il existe, sur le membre inférieur droit, un raccourcissement de plus de 6 centimètres.

L'équinisme du pied est à son maximum, mais on n'y constate ni enroulement, ni déviation latérale ; en avant, l'astragale, presque complètement déboîté, forme sous la peau une saillie appréciable à la vue, et que l'on peut, pour ainsi dire, saisir entre les doigts ; le calcanéum, fortement attiré en haut, est devenu presque vertical par suite de la rétraction du tendon d'Achille, qui se dessine sous la peau sous la forme d'un cordon tendu et dur ; les orteils sont légèrement fléchis du côté de la plante. La réduction de la difformité est absolument impossible (1).

En examinant la jambe du côté malade, on constate que les masses musculaires ont pour ainsi dire complètement fondu, disparu ; cependant, à l'aide du courant faradique, on reconnaît que les éléments musculaires ne sont pas tous anéantis ; sous l'influence de ce courant, on parvient à imprimer à l'ensemble du pied, de même qu'aux orteils, des oscillations relativement étendues. Le membre inférieur gauche ne présente rien d'anormal.

En présence de lésions aussi graves et aussi invétérées (elles existaient depuis 11 ans), il n'était guère possible de songer à un redressement orthopédique ; seule l'intervention chirurgicale permettait d'espérer une correction suffisante pour mettre le malade en état de marcher sans se servir de béquilles.

---

(1) Malgré l'atrophie de la jambe et le raccourcissement du membre, les dimensions des pieds sont normales ; le pied impotent ne paraît pas plus petit que son congénère du côté sain.

Opération le 16 février 1898.

Le malade est endormi au chloroforme, l'hémostase assurée par l'application de la bande élastique, le pied et le tiers inférieur de la jambe nettoyés et désinfectés de la manière indiquée au chapitre du manuel opératoire.

On commence par pratiquer la section du tendon d'Achille ; celle-ci n'ayant en rien corrigé l'attitude vicieuse du pied, on passe aussitôt à la tarsectomie.

Incision dorsale externe longue de 8 centimètres ; dissection et dissociation des parties molles sous-cutanées ; on arrive sur des tendons extenseurs très grêles, mais nacrés et brillants, que l'on charge sur un écarteur et que l'on récline fortement en dedans en même temps que les vaisseaux.

L'énucléation de l'astragale s'opère avec la plus grande facilité, attendu que cet os est presque complètement sorti de la mortaise péronéo-tibiale ; on a bien soin de l'enlever dans sa totalité, sans en laisser aucune parcelle au fond de la cavité où il était en partie logé ; l'ablation de l'astragale est suivie du redressement presque complet de la difformité ; néanmoins il fallut sacrifier aussi le scaphoïde pour obtenir une correction complète.

Pour assurer le maintien de la réduction, un gros fil d'argent est passé, d'une part, à travers la partie antérieure de la mortaise tibiale, et, de l'autre, à travers l'épaisseur du bord postérieur du métatarse ; puis, l'hémostase étant assurée par quelques ligatures, la plaie est réunie aux crins de Florence ; un petit drain est placé dans un angle antéro-inférieur pour prévenir la stase sanguine qui pourrait se produire dans la cavité occasionnée par la suppression des deux os.

Le pied et les deux tiers supérieurs de la jambe sont enfin immobilisés à l'aide d'une gouttière plâtrée largement fenêtrée en bas et en dehors pour permettre la surveillance de la plaie opératoire.

Les suites de cette intervention ont été des plus simples ; on enlève le drain le 4ᵉ jour et les fils au bout de 2 semaines. Réunion primitive parfaite.

Le membre est débarrassé de son plâtre au bout de 20 jours ; on applique alors un appareil silicaté pour permettre la marche.

Le malade quitte le service le 9 avril 1898.

Le 15 juin, le malade peut marcher librement, sans éprouver la moindre gêne ; mais il porte une chaussure à semelle très élevée, à cause du raccourcissement du membre.

Le 4 mars 1899, le malade est revu : il se déclare enchanté du résultat de l'intervention qu'il a subie ; il peut fournir de longues marches sans éprouver aucune fatigue, aucune gêne dans le pied opéré.

L'attitude de ce pied est des plus satisfaisantes ; le malade peut lui imprimer, ainsi qu'à ses orteils, des mouvements de flexion et d'extension assez limités ; si la souplesse du pied laisse un peu à désirer, cela tient à l'état des muscles dont il ne reste que quelques faisceaux de valides.

CONCLUSIONS

1° Le pied bot paralytique de l'adulte est toujours justiciable d'une intervention chirurgicale ;

2° Les sujets porteurs de pieds bots paralytiques *ballants* se trouveront surtout bien de l'arthrodèse tibiotarsienne qui donne lieu à *l'ankylose,* c'est-à-dire la formation d'un *pilon solide,* permettant au malade d'appuyer la plante du pied sur le sol et de marcher ;

3° Dans le pied bot paralytique *fixé,* c'est à la tarsectomie qu'il faudra recourir toutes les fois que l'examen électrique révèle, dans le groupe musculaire paralysé, la présence de fibres ou de faisceaux encore intacts ;

4° La tarsectomie de Gross est presque toujours suffisante pour corriger les difformités *peu accusées* ;

5° Dans les cas graves, *invétérés,* il sera préférable de s'adresser à la tarsectomie large, au *désossement du tarse* ; ce procédé paraît être le seul qui permette une correction satisfaisante et empêche les récidives ;

6° En pratiquant la tarsectomie, il peut être avantageux d'assurer le maintien de la réduction au moyen d'*une suture osseuse lâche,* suffisante pour s'opposer au déplacement de la correction obtenue jusqu'à la constitution de la néarthrose ;

7° L'œuvre de la tarsectomie devra être complétée, après la guérison de la plaie opératoire, par la mobilisation précoce, le massage, les exercices d'assouplissement, l'électricité, tous moyens très propres *à empêcher l'ankylose* de la nouvelle jointure.

BIBLIOGRAPHIE

Farabeuf. — *Manuel opératoire*. Paris, 1895.

Lorenz. — *Wiener Klinik*, novembre-décembre 1895.

— *Allm. Wien. med. Zeit.*, 1887, n°ˢ 13 et 14.

Adam. — *Thèse*, Nancy, 1890.

Berger. — *Société chir.*, 1890.

E. Boeckel. — *Bull. soc. chirurg.*, 11 avril 1883.

A. Broca. — *Revue d'orthop.*, 1ᵉʳ mars ; *Revue d'obs. et pédia-trie*, 1895, février.

Championnière. — *Société chirurgie*, 1890.

— *Journ. de méd. et de chir. prat.*, 1893.

— *Bull. Acad. méd.*, 1894.

Gross. — *Congrès de chir.*, 1885 et 1887.

— *Semaine méd.*, 28 août 1895.

Kirmisson. — *Congrès de chir.*, 11 octobre 1889.

Little. — *Brit. med. Journ.*, 19 octobre 1895.

Lapeyre. — *Thèse*, Paris, 1895.

Lannelongue. — *Thèse d'agr.*, 1869.

Margary. — Milan, 1884. Sull. cura op. del pede varo cong.

Nélaton. — *Arch. gén. de méd.*, 1890 ; *Soc. chirurgie*, 1890.

Phelps. — *Cent. f. Chir.*, 1881, p. 765 et 1884, p. 702.

Redard. — *Traité d'orthop.*, 1892.

Schwartz. — *Thèse d'agr.*, Paris, 1883.

Thovens. — *Thèse*, 1873.

TABLE DES MATIÈRES

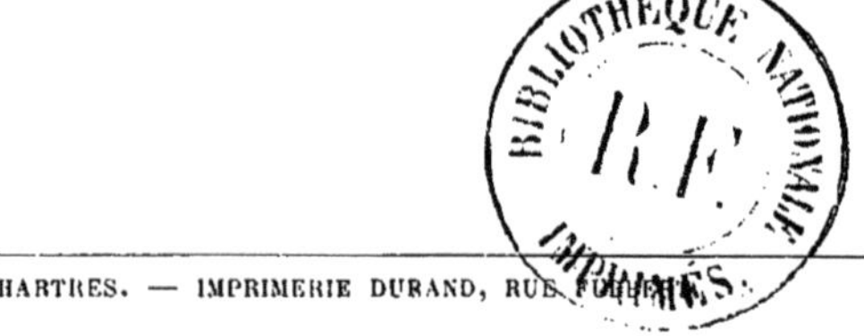

CHARTRES. — IMPRIMERIE DURAND, RUE FULBERT

www.ingramcontent.com/pod-product-compliance
Ingram Content Group UK Ltd.
Pitfield, Milton Keynes, MK11 3LW, UK
UKHW020007080726
13614UKWH00003B/1286